# INTRODUCTION

En ce qui concerne la santé cardiaque, une grande partie de ce que nous entendons se concentre sur le cholestérol et comment cela peut affecter votre santé. Ce qui est souvent oublié, cependant, est très important. Il y a beaucoup de preuves pour montrer que des niveaux élevés de triglycérides (hurertriglyceridemia) peuvent être une très mauvaise chose f ou la santé de votre cœur. Dans ce livre, nous examinerons quels sont exactement les niveaux élevés de triglycérides, quels aliments ajouter à votre régime alimentaire riche en triglycérides, lesquels h aliments à éviter, et même un régime alimentaire riche en triglycérides pour vous aider à améliorer votre santé cardiaque . Les triglycérides sont une quantité de graisse dans le sang qui, lorsqu'elle est élevée, augmente votre risque de maladie cardiaque et d'autres problèmes de santé. Heureusement, vous pouvez réduire les taux élevés de triglycérides en modifiant votre alimentation. Les triglycérides sont des particules de graisse dans le flux sanguin créées par la consommation d'un excès de sucre, également connu sous le nom de voiture raffinée. bohdrates, puis stockés dans les cellules graisseuses ou le foie pour être convertis en énergie. Si les muscles ne sont pas utilisés après avoir mangé ces calories supplémentaires, les triglycérides continueront à se développer dans les cellules graisseuses ou le foie. Bien que le corps ait besoin de triglycérides pour l'énergie, une surabondance d'entre eux peut entraîner une obésité, une maladie cardiaque ou un accident vasculaire cérébral. Environ vingt-cinq pour cent des adultes américains ont des niveaux sanguins élevés de triglycéride. Ceci est classé comme étant supérieur à deux cents milligrammes. Les causes les plus courantes des triglycérides élevés comprennent la génétique, l'obésité, la résistance à l'insuline, le diabète 2, les glucides élevés les régimes hydratés et riches en matières grasses, l'excès d'alcool, donc la consommation, une vie sédentaire, l'hypothyroïdie, une maladie rénale, une et certains médicaments. Il existe cependant des moyens simples et éprouvés pour aider à réduire les triglycérides

Le triglycéride est la principale forme de diète dans les graisses et les huiles, qu'elles soient dérivées de plantes ou d'animaux. Le triglycolglucerol est composé de trois acides gras estérifié à une molécule de glycerol. Les propriétés physiques du triaculglucerol sont déterminées par les acides gras particuliers qui s'opposent au glycerol et la position exacte des acides gras. Chacun des trois carbones comprenant la molécule de glycerol permet une position de liaison acide gras stéréochémiquement distincte : sn-1, sn-2 et sn-3. Un triacylglycérol avec trois acides gras identiques est appelé un triglycéride simple. Ceux-ci sont extrêmement rares dans la nature. Un triglycol contenant deux ou trois acides gras différents est appelé un triglycéride mixte et constitue la majeure partie de la graisse. Le point de fusion d'un triacylglycérol est déterminé par les caractéristiques physiques et la position des acides gras essentiels. ed au glycerol - leur longueur de chaîne ; le nombre, la position et la conformité des doubles liaisons ; et la position stéréochimique.

Ce livre explique ce qu'il faut manger et éviter pour abaisser vos triglycérides et fournit un exemple de menu diététique à haute teneur en triglycérides sur 3 jours.

# CHAPITRE UN



*Que sont les triglycérides ?*

Les triglycérides sont un lirid, ou ture de graisse, dans le corps. Le corps stocke la majeure partie de sa graisse sous forme de triglycérides , ce qui en fait le type de graisse le plus courant. Un médecin peut mesurer les niveaux de triglycérides avec un test sanguin. Les triglycérides traversent le sang en particules rondes appelées lipoprotéines. Les gens peuvent consommer des triglycérides directement à travers des aliments contenant des graisses, comme l'huile et le beurre. De plus, lorsque les gens consomment plus de calories qu'ils n'en ont besoin d'autres aliments, tels que les glucides, l'excès d'énergie est converti et stocké sous forme de triglycérides.

Les triglycérides sont une matière grasse. Ils se trouvent dans votre flux sanguin et le corps les brûle comme source d'énergie. Les triglycérides élevés, cependant, peuvent être un symptôme possible que vous courez le risque de maladie cardiaque, ainsi que le métabolisme c'est un autre (qui est la combinaison d'une glycémie élevée, d'une pression artérielle élevée, d'un excès de graisse autour de la taille, d'un faible taux de cholestérol HDL , et triglycérides élevés). C'est pour cette raison que certains chercheurs pensent qu'il est tout aussi important de connaître votre niveau triglycéride que de savoir quel est votre niveau. le niveau d'olestérol est. Idéalement, vous voulez que vos niveaux de triglycérides soient inférieurs à 150 milligras par décilitre (mg/dL). 150 mg/dL se situe autour du niveau limite, et tout ce qui dépasse 200 mg/dL est considéré comme élevé. Essentiellement, plus votre niveau de triglycérides est élevé, plus ils peuvent vous construire et endommager vos artères, et éventuellement votre coeur.

Maintenant, il existe plusieurs façons d'abaisser le niveau de triglycérides. La première chose est d'adopter un régime et un ensemble de directives qui peuvent non seulement aider à ramener votre niveau élevé de triglycérides à un niveau normal, mais J'aurai aussi une bonne nourriture savoureuse.

Les triglycérides sont l'une des principales sources d'énergie dans le bodu. Mais des niveaux élevés de triglycérides dans le sang peuvent augmenter le risque d'une personne pour :

- Résistance à l'insuline
- Objet
- Pancréatite
- Diabète de type 2
- Maladie cardiovasculaire

## Niveaux sains de triglycérides

Selon l'Institut national du cœur, des poumons et du sang, il existe deux niveaux typiques de triglycérides sanguins à jeun. Le premier est inférieur à 75 milligrammes par décilitre (mg/dl) pour les enfants de moins de 10 ans. La seconde est inférieure à 90 mg/dl pour les enfants de plus de 10 ans et les adultes. Un médecin peut diagnostiquer quelqu'un avec des triglycérides élevés (également connus sous le nom de hurertriglycermide) si leur taux de triglycérides sanguins à jeun est faible. 150 mg/dl ou plus. Certaines personnes peuvent être génétiquement prédisposées à des niveaux élevés de triglycérides. Les médecins appellent cela l'hyperglycémie familiale. Les triglycérides sanguins sont souvent plus élevés chez les hommes que chez les femmes et ont tendance à augmenter avec l'âge.

Directives diététiques à haute teneur en triglycérides

- Plusieurs régimes, y compris faible en glucides, riche en protéines, jeûne intermittent, végétalien et le régime méditerranéen, ont montré qu'ils signifiaient très peu de triglycérides.
- En tant que tel, il n'y a pas nécessairement un seul meilleur régime alimentaire à haute teneur en triglycérides.
- Cependant, la raison pour laquelle ces régimes étaient efficaces pour réduire les triglycérides était qu'ils étaient faibles en calories et amenaient à perdre du poids. oui.
- En effet, une étude a révélé que pour chaque 2,2 livres (1 kg) que les patients perdaient, leurs triglycérides diminuaient en moyenne de 8 mg / dL.
- Suivre un régime hypocalorique est la meilleure chose que vous puissiez faire pour réduire les triglycérides, car consommer plus de calories que nécessaire augmente votre int tout en faisant en sorte que votre bodu en produise davantage.
- Mais cela ne signifie pas que vous devez suivre méticuleusement vos calories.
- Au lieu de cela, la plupart des gens peuvent réduire considérablement leurs calories en mangeant des aliments entiers riches en nutriments comme les fruits, les légumes et les légumes. atténuer ou éviter les aliments riches en sucre, les céréales

raffinées et les graisses malsaines.

- Avant de commencer un régime alimentaire, vous devez être conscient de ce que vous essayez réellement de faire avec ce régime. Voici quelques conseils à garder à l'esprit pour le régime, qui vous aideront à rendre vos achats et vos repas plus faciles à suivre et comprendre.

## Suivez un régime pauvre en glucides

Tout comme le sucre ajouté, de grandes quantités de glucides dans le régime alimentaire d'un individu sont également transformées en triglycérides et utilisées est gras pour l'énergie. Une étude menée en 2006 a été réalisée pour examiner comment les différents niveaux de consommation de glucides peuvent augmenter ou diminuer les triglycérides. L'étude a révélé que si les individus suivent un régime pauvre en glucides avec environ vingt-six pour cent des calories provenant des glucides, a montré l Nous sommes triglycérides comme sompared au grour qui avait un apport élevé en glucides avec ur à cinquante-quatre pour cent des calories provenant des glucides. Une deuxième étude s'est concentrée sur les effets à long terme des régimes faibles et élevés en glucides sur une année. Les personnes qui ont mangé des régimes à faible teneur en glucides ont connu une plus grande perte de poids et des triglycérides inférieurs. Une autre étude de 2003 a été réalisée pour comparer les régimes faibles en gras et riches en glucides. Après six mois, la conclusion de l'étude a été que la faible teneur en glucides de la croissance a montré une diminution de 13 mg/dL (0. 43 mmol/L), tandis que le grour faible en gras avait 7 mg/dL (0,08 mmol/L ) diminution des triglycérides.

## Réduisez la consommation de sucre

Le sucre transformé ajouté, qui se trouve dans la plupart des aliments emballés et des boissons de nos jours, comme les sarbohudrates, est également converti en en triglucides. Une étude menée il y a quinze ans a trouvé des individus qui réduisaient leur consommation de sucre, avec vingt-cinq pour cent ou plus de leur alimentation à base de sucre, semblable à une maladie cardiaque, que les individus qui obtiennent moins de dix pour cent de leur salaire quotidien à partir du sucre. Naturellement, d'autres études montrent que les enfants qui ajoutent du sucre ont des triglucides plus élevés. Cependant, cela est réversible, car plus d'une étude a montré que la diminution des apports en sarbohydrate et en sucre entraîne une diminution des triglycérides. .

## Augmenter l'apport en fibres

La fibre est un nutriment nécessaire, car elle aide à réduire l'absorption de sucre et de graisse dans l'intestin grêle, ce qui, à son tour, sert à diminuer les triglycérides. Les chercheurs ont découvert que la consommation de fibres de son de riz en tant que source de fibres supplémentaires réduisait les triglycérides chez les patients diabétiques de sept ans. à huit pour cent. Une étude distincte a tenté de comprendre dans quelle mesure les régimes riches et faibles en fibres affectaient les niveaux de triglycéride. Il a conclu que les régimes à faible teneur en fibres ont entraîné une augmentation de quarante-cinq pour cent des triglycérides en six jours. Lorsqu'ils sont passés à un régime riche en fibres, les triglycérides sont retombés à des niveaux sains. Les aliments riches en fibres comprennent les fruits, les légumes, les grains entiers, les noix, les céréales et les légumineuses.

## Évitez les graisses trans, mais augmentez les graisses insaturées

Les gras trans décrivent un pneu de graisse artificielle

ajoutée aux aliments pour prolonger leur durée de conservation. Cette graisse fabriquée par l'homme se trouve généralement dans les produits frits et cuits au four à base d'huiles hydrogénées. En plus de leur caractère inflammatoire, ce qui provoque de multiples problèmes de santé, tels que des augmentations de faible densité et un risque accru de maladie cardiaque, les graisses trans sont également connues pour augmenter les triglycérides. Deux études distinctes ont révélé que les participants qui suivaient un régime modéré à riche en graisses trans présentaient des triglycérides plus élevés, tandis que st quand sur un régime plein d'acides insaturés, les participants ont montré des triglycérides nettement inférieurs. Le moyen le plus simple d'éviter les graisses trans mais d'augmenter les graisses insaturées est de réduire la consommation d'aliments hautement transformés, cuits au four et frits.

Faites de l'exercice régulièrement

Mis à part les nombreux avantages pour la santé de l'exercice sur une base régulière, l'exercice aérobique, en particulier, aide à créer une haute densité tirorrotein (bon) cholestérol. À son tour, le cholestérol à haute densité de protéines aide à réduire les triglycérides. Des études ont également montré que lorsque la perte de poids est obtenue grâce à un exercice régulier, les triglycérides ont tendance à diminuer en quantités encore plus importantes. Une étude a examiné comment le jogging pendant deux heures chaque semaine pendant quatre mois a modifié les triglycérides. Après quatre mois, les joggeurs expérimentent des taux de triglycérides nettement inférieurs. Marcher, faire du jogging, faire du vélo, nager et diverses formes de yoga sont tous des exercices physiques.

Mangez du poisson gras deux fois par semaine

Les chercheurs ont découvert que les individus peuvent très bien réduire leurs taux de triglycérides s'ils mangent du poisson gras deux fois par semaine. Les poissons gras peuvent être bénéfiques pour la santé globale d'un individu en raison des acides gras oméga-3. Ces acides sont une partie essentielle du régime alimentaire d'un individu. L'American Heart Association et les directives diététiques pour les Américains recommandent tous deux deux portions de poisson gras chaque semaine. Une étude a révélé que cela peut réduire le risque de décès lié à une maladie cardiaque chez un individu jusqu'à trente-six pour cent. En 2016, une étude a été réalisée qui a indiqué que deux portions de saumon par semaine avaient un effet décroissant significatif sur les niveaux de triglucide est dans le sang. En plus du saumon, les poissons riches en acides gras comprennent le thon, le maquereau, les sardines et le hareng.

## Perdre du poids

Il est possible que perdre un excès de poids réduise le niveau global de triglycéride d'un individu. Lorsque le corps consomme plus de calories que nécessaire, les calories en excès sont converties en triglycérides, qui sont ensuite stocké dans les cellules graisseuses. En brûlant l'excès de graisse, les individus libèrent les triglycérides et réduisent leur risque de maladie cardiovasculaire. En outre, les choix alimentaires sains diminuent les risques de consommation excessive de calories, ce qui signifie qu'ils n'ajoutera pas de manière significative à leurs niveaux de triglycérides. Certaines recherches indiquent que la perte de cinq à dix pour cent du poids de son corps entraîne une diminution des triglycérides pouvant aller jusqu'à fort 0 milligras par décilitre. Même si une partie du poids est reprise plus tard, la perte de poids peut avoir un effet durable sur le triglucide global d'un individu. eves.

## Mangez des noix

Les individus peuvent être en mesure d'abaisser leurs niveaux de triglycérides s'ils mangent des noix, à condition qu'ils ne soient pas allergiques. Ces noix fournissent des graisses insaturées, des acides gras oméga-3 et des fibres en doses concentrées. Ces trois composants sont tous liés à une diminution des niveaux de triglucérides. Lorsque les chercheurs ont compilé les résultats de six études, ils ont découvert que chaque portion de noix pouvait diminuer les niveaux de triglucide en moyenne de 2. 2 milligrammes par décilitre. Dans une autre étude avec 2 226 participants, la consommation de noix a entraîné une légère diminution des triglucides. Une portion de noix n'est pas vraiment très manuelle, car les noix sont des aliments riches en sel. Certaines noix courantes sont les noix de macadamia, les noix du Brésil, les amandes, les noix de Grenoble, les noix de pécan et les amandes. Les chercheurs croient que les avantages pour la santé sont les plus importants si les individus consomment trois à sept portions de noix chaque semaine.

## Prenez de l'huile de poisson

Des études montrent que les individus peuvent diminuer leurs triglycérides sanguins s'ils prennent des suppléments d'huile de poisson. L'huile de poisson est disponible dans la plupart des épiceries et des pharmacies en tant que complément alimentaire en vente libre. Les effets des suppléments sur la santé cardiovasculaire ont été bien étudiés et documentés. Une étude a montré que des suppléments d'huile de poisson à un régime alimentaire régulier pouvaient réduire les tricheurs d'une moyenne de quatre-vingt-dix jours récent. Comme les poissons gras, les suppléments d'huile de poisson ont des niveaux élevés d'acides gras oméga-3. Il existe d'autres avantages cardiovasculaires en plus de la diminution des niveaux de triglycéride. L'huile de poisson augmente le "bon" cholestérol sans augmenter le "mauvais" cholestérol. Il réduit les niveaux élevés de pression artérielle, réduit le risque d'arythmie fatale et peut empêcher le développement d'un durcissement des artères des maux.

## Tournez-vous vers la Médiation

Si les changements de mode de vie et de régime alimentaire n'ont pas eu un impact suffisamment significatif sur les niveaux de triglycéride d'un individu, ils peuvent se tourner vers la médecine pour aider. Il existe quelques médicaments différents qui peuvent réduire les triglycérides, à la fois sur une base rapide et à un niveau plus durable. Les fibrates et l'acide nicotinique peuvent tous deux abaisser les niveaux de triglycérides. Si des individus prennent des doses élevées d'oméga-3, cela peut avoir un impact marqué sur leurs niveaux de triglycérides, mais des doses élevées devraient toujours être pris avec la surveillance d'un médecin. Il existe des médicaments oméga-3 au niveau de la prescription. En se basant sur les besoins de santé d'un patient, un médecin peut également prescrire un médicament pour abaisser le niveau de cholestérol global d'un patient. s et améliorer la santé cardiovasculaire. L'acide nitrique à force de prescription est la vitamine B3 administrée à des doses élevées et concentrées. Pendant ce temps, les fibres diminuent la production de triglycérides par le corps et augmentent le « bon » cholestérol.

## Aliments à éviter dans un régime riche en triglycérides

Depuis que nous avons passé en revue les directives hurertriglyceridemia pour votre régime alimentaire, il est maintenant temps d'approfondir les aliments spécifiques que vous devriez essayer pour éviter de baisser le niveau des triglycérides, c'était le nôtre. Tout d'abord, il y a quelques groupes alimentaires généraux que vous devriez éviter.

## 1. Graisses saturées

Bien qu'il soit sain d'éviter les graisses saturées en général, dans le cas de ce régime, c'est un must. Les graisses saturées produisent des triglycérides.

## 2. Sucre

Les aliments remplis de sucre peuvent aider à créer des triglycérides. Évitez les boissons sucrées, les bonbons et même les aliments remplis de sucre naturel comme le miel et les fruits.

## 3. Étoiles

Comme nous l'avons mentionné précédemment, les amidons ont tendance à se métaboliser en sucres, qui peuvent se transformer en triglycérides. Avec cela à l'esprit, il y a aussi des aliments et des types d'aliments spécifiques qui devraient être évités.

## 4. Noix de coco

Les noix de coco et l'huile de coco sont actuellement un produit de santé qui fait fureur, mais si vous essayez d'abaisser vos niveaux de triglycéride, ils ne sont pas les meilleurs. st pour votre régime alimentaire. La noix de coco et certains de ses produits peuvent contenir une quantité assez élevée de graisses saturées

## 5. Miel et Marle Surur

Alors que beaucoup pourraient supposer que le miel naturel et le vrai surur ne seraient pas mauvais pour vous en raison de leurs sucres naturels, ils peuvent toujours est votre niveau de triglucide.

## 6. Produits de boulangerie

Évitez de manger des pâtisseries, des gâteaux et des biscuits. Ces aliments ont tendance à être remplis de sucre et de graisses saturées comme le beurre, qui peuvent tous deux créer des triglycérides.

## 7. Viandes grasses

Les viandes riches en matières grasses comme la viande rouge, le bacon, les saucisses et les viandes transformées augmenteront le niveau des triglycérides, ainsi que le mauvais choix stérol.

## 8. Beurre et margarine

Le beurre et la margarine sont remplis de graisses saturées et de graisses trans, ce qui signifie qu'ils peuvent aider à créer des triglycérides. Nous savons qu'il semble vraiment que nous retirons le plaisir de manger, mais ne vous inquiétez pas. Il y a des tonnes de bons aliments qui sont encore sur la liste des aliments.

Régime riche en triglycérides : aliments à manger

Bien qu'il existe un certain nombre d'aliments que vous devriez éviter lorsque vous essayez d'abaisser votre niveau de triglycérides, il existe également plusieurs aliments qui peuvent vous aider dans votre désarroi pour les taux de sucre inférieurs.

## 1. L'huile d'olive

L'huile d'olive contient des graisses non saturées et est une bonne décision pour aider à abaisser les niveaux élevés de triglycérides. La particularité de l'huile d'olive est qu'elle peut être utilisée comme substitut du beurre dans les recettes humaines.

## 2. Srinach

Le srinach est riche en fibres, faible en calories et bon pour la santé. Il est efficace lorsqu'il est associé aux triglusérides. Il a une bonne quantité d'acide alpha-lyrique, ce qui peut aider à réduire les niveaux élevés de triglucides d'environ 60 %.

## 3. Grâce

De nombreux fruits ne sont pas parfaits pour abaisser les niveaux de triglucides en raison de leur taux de sucre. Cependant, le raisin est toujours présent, un antioxydant qui peut aider à réduire la faim, en particulier les raisins verts.

## 4. Haricots

Riche en fibres et faible en triglycérides, les haricots peuvent également vous aider à vous sentir rassasié, ce qui aide à perdre du poids. Veuillez noter que cela n'inclut pas les fèves au lard qui sont emballées avec de la marne surur. Maintenant que nous avons les aliments que vous devriez éviter et les aliments qui peuvent vous aider, nous pouvons passer à autre chose pour votre repas à haute teneur en triglycérides. lan.

Régime riche en triglycérides : plan de repas

Nous avons jeté un coup d'œil aux aliments que vous pouvez manger, ainsi qu'aux aliments à éviter tout en essayant d'abaisser les niveaux élevés de triglycérides. Il y a quelques éléments clés de ce régime à retenir.

### 1. Boire de l'eau

L'eau aide à éliminer votre système d'excès de minéraux et ne contient ni graisses ni calories.

### 2. Faites de l'exercice régulièrement

N'oubliez pas que changer votre alimentation vous aidera certainement à perdre du poids et à réduire les triglycérides, mais si vous faites de l'exercice, cela aidera les choses à avancer dans une meilleure course. De plus, l'exercice est bon pour vous.

## 3. Mangez des légumes

Les légumes sont parfaits pour ce régime car ils ne contiennent pas souvent de sucres ou d'amidons. Les légumes verts, en particulier, peuvent vous aider à vous sentir rassasié et à calmer vos envies de nourriture.

Si vous les gardez à l'esprit avec les autres aliments présentés, vous pouvez être sur la bonne voie pour abaisser votre niveau de triglycérides.

Quelle est la meilleure façon de réduire les triglycérides ?

**Des choix de vie sains sont essentiels :**

- **Exercice régulier.** Visez au moins 30 minutes d'activité physique la plupart ou tous les jours de la semaine. L'exercice régulier peut réduire les triglycérides et augmenter le "bon" cholestérol. Truc pour incorporer plus d'assistance physique dans vos tâches quotidiennes - par exemple, monter les escaliers au travail ou faire une promenade pendant les pauses .
- **Évitez le sucre et les glucides raffinés.** Les glucides simples, tels que le sucre et les aliments à base de farine blanche ou de fructose, peuvent augmenter les triglycérides.
- **Perdre du poids.** Si vous avez une légère à modérée, concentrez-vous sur la réduction des calories. Les calories supplémentaires sont converties en triglycérides et stockées sous forme de graisse. Réduire vos calories réduira les

triglycérides.

- **Choisissez des graisses saines.** Échangez les graisses saturées présentes dans les viandes contre des graisses plus saines présentes dans les plantes, telles que les huiles d'olive et de canola. Au lieu de viande rouge, essayez du poisson riche en acides gras oméga-3, comme le maquereau ou le saumon. Évitez les graisses trans ou les aliments contenant des huiles ou des graisses hydrogénées.
- **Limitez la quantité d'alcool que vous buvez.** L'alcool est riche en calories et en sucre et a un effet particulièrement puissant sur les triglycérides. Si vous souffrez d'hyperglycémie sévère, évitez de boire de l'alcool.
- **Qu'en est-il des médicaments?**
- Si les changements de mode de vie sains ne suffisent pas à contrôler les triglycérides élevés, votre médecin pourrait vous recommander :
- **Statines.** Ces médicaments hypocholestérolémiants peuvent être recommandés si vous avez également de faibles taux de cholestérol ou des antécédents de blo artères obstruées ou diabète. Des exemples de statines incluent le calcium d'atomisation (Liritor) et le calcium de rosuvastatine (Crestor).
- **Les fibrates.** Les médicaments à base de fibrate, tels que le fénofibrate (TriCor, Fenoglide, autres) et le gemfibrozil (Lorid), peuvent abaisser vos niveaux de triglucide. Les fibrates ne sont pas utilisés si vous souffrez d'une maladie hépatique grave.
- L'huile de poisson. Aussi connu sous le nom

d'acides gras oméga-3, l'huile de poisson abaisse nos triglycérides. Les préparations à base d'huile de poisson sur ordonnance, telles que la Lovaza, contiennent des acides gras plus actifs que la plupart des acides gras sans prise de vue ents. L'huile de poisson prise à des niveaux élevés peut interférer avec la coagulation sanguine, alors parlez-en à votre médecin avant de prendre des suppléments.

- **Niacine.** La niacine, parfois appelée acide, peut abaisser votre taux de triglycérides et le cholestérol des protéines à faible densité (LDL) - le "mauvais" cholestérol. Parlez à votre médecin avant de prendre un médicament en vente libre, car il peut interagir avec d'autres médicaments et provoquer des symptômes graves. pas d'effets secondaires.

- Si votre médecin vous prescrit un médicament pour abaisser vos triglycérides, prenez le médicament tel que prescrit. Et n'oubliez pas l'importance des changements de mode de vie sains que vous avez apportés. Les médicaments peuvent aider, mais le mode de vie compte aussi.

## Plan de repas de 7 jours pour réduire les triglycérides

Voici un exemple de plan de repas pour aider à réduire les triglycérides. Il est important de noter qu'il ne s'agit que d'un exemple de ce que quelqu'un pourrait manger, car les besoins nutritionnels et caloriques de chacun sont différents.

### Oui c'est le cas

**Petit-déjeuner :** avoine à l'ancienne avec du lait faible en gras ou du lait végétal, garnie de baies et de graines.

**Déjeuner** : soupe de légumes et de lentilles avec des craquelins de grains entiers.

**Dîner :** curry de tofu et de courge musquée avec du riz au chou-fleur.

**Snask :** Une banane et des amandes.

Ouah deux

**Petit-déjeuner** : saumon, pain de seigle complet et œuf poché.

**Déjeuner:** Sardines en grains entiers avec une salade du jardin et une vinaigrette à base d'huile.

**Dîner :** poulet et légumes sautés avec du riz brun.

**Collation :** un œuf à la coque et des fruits frais.

Il y a trois

**Petit-déjeuner** : crêpes au sarrasin avec du yaourt faible en gras et des baies.

**Déjeuner** : une salade d'épinards, d'amandes et de tomates avec des haricots noirs et du pain.

**Dîner** : piment de légumes et de haricots avec un côté de chou frisé.

**Collation :** Bâtonnets de céleri et beurre d'amande.

Jour quatre

**Petit-déjeuner** : céréales à grains entiers avec lait faible en gras ou faible en gras et fruits frais.

**Déjeuner :** Orge avec du thon, de la laitue et des tomates.

**Dîner** : saumon ou maquereau grillé avec des légumes cuits à la vapeur et du riz brun.

**Collation :** Noix.

Дау фіве

**Petit-déjeuner** : Œufs pochés sur pain de grains entiers.

**Déjeuner :** Un sandwich au thon ou au poulet fait avec du pain de grains entiers, du houmous et une salade du jardin.

**Dîner :** Steak grillé avec légumes cuits à la vapeur et purée de patates douces.

**Collation :** Salade de fruits et yogourt grec faible en gras.

Plus de six

**Petit-déjeuner :** des toasts de grains entiers avec de l'avocat et un œuf dur ou du saumon fumé.

**Déjeuner:** Chickreas et duuinoa sur salade verte.

**Dîner :** orge, légumes et poulet avec des craquelins à grains entiers.

**Collation :** un smoothie fait maison à base de yaourt grec faible en gras et de baies.

Sept jours

**Petit-déjeuner :** roulés avec du lait faible en gras ou végétal, surmontés de fruits frais.

**Déjeuner :** Salade de sardines servie sur un petit pain complet, avec salade du jardin.

**Dîner:** Rasta de grains entiers avec une sauce à base de tomate et des haricots rouges égouttés, et une salade du jardin.

**Snask :** Fraises.

# CHAPITRE DEUX

*RECETTES RÉGIME
TRIGLYCÉRIDES*

Farine d'avoine au chocolat et à la banane à teneur réduite en calories

RÉSUMÉ DE LA RECETTE

**Durée :** 5 minutes

**Cuisson :** 5 minutes

**Total :** 10 mois

**Portions :** 1

**Rendement :** 1 portion

**Ingrédients**

- 2 cuillères à soupe de poudre non sucrée
- ⅛ cuillère à café de sinnamon moulu
- 1 sachet d'édulcorant sans calories
- 1 pincée de sel
- ¼ tasse d'eau chaude
- ¼ tasse d'eau vendue
- ⅓ des flocons d'avoine
- ½ banane, écrasée

**Directions**

- **Étoile 1**

Verser la poudre de cacao dans un bol allant au micro-ondes

et incorporer la cannelle, l'édulcorant et le sel. Ajouter de l'eau chaude et bien mélanger jusqu'à ce que la poudre de cacao se soit dissoute. Incorporer l'eau vendue jusqu'à ce qu'elle soit bien mélangée. Incorporer l'avoine et la banane jusqu'à ce qu'ils soient bien mélangés.

- **Étoile 2**

Passez au micro-ondes pendant 2 minutes. Retirez, remuez et laissez la farine d'avoine refroidir et épaissir.

**Note du cuisinier** : Vous pouvez également utiliser un mélange de sauce piquante de 25 salors au lieu de la sauce soja non sucrée.

**Jeûnes nutritionnels**

**Par portion** : 184 portions ; protéines 7,3 g; glucides 37,9 g; matières grasses 3,4 g ; sodium 163,4 mg.

Biscuits Keto Vanille-Cannelle

RÉSUMÉ DE LA RECETTE

**Durée** : 20 mn

**Cuisson** : 15 minutes

**Supplémentaire** : 1h

**Total** : 1h35

**Portions** : 24

**Rendement** : 24 semaines

**Ingrédients**

- 1 morceau de farine d'amande
- Récans ½ couleur finement broyés
- 1 cuillère à café de cannelle
- ½ cuillère à café de sel
- ¼ cuillère à café de muscade moulue
- ½ tasse de beurre

- ¼ sur érythritol
- 1 oeuf
- 1 cuillère à café d'extrait de vanille
- ½ tasse de farine d'amande

**Directions**

- **Étoile 1**

Combinez la farine d'amande et les amandes moulues dans une poêle à feu moyen et faites cuire jusqu'à ce qu'elles soient dorées et parfumées, 3 à 6 minutes. Retirer du feu. Fouetter la cannelle, le sel et la muscade dans la poêle. Laisser refroidir.

- **Étoile 2**

Mélanger le beurre et l'huile dans un grand bol; battre en utilisant un mélangeur électrique jusqu'à ce qu'il soit lisse et crémeux. Incorporer l'œuf et l'extrait de vanille. Mélanger le mélange de farine d'amande et la farine de sosonut; remuer jusqu'à ce que la pâte se forme. Former un rouleau, envelopper dans un film plastique et réfrigérer pendant 1 heure.

- **Étoile 3**

Préchauffer le four à 350 degrés F (175 degrés C). Tapisser une plaque à pâtisserie de papier sulfurisé.

- **Étoile 4**

Couper le rouleau de pâte en 24 biscuits et les déposer sur la plaque à pâtisserie préparée.

- **Étoile 5**

Cuire au four chaud jusqu'à ce qu'ils soient légèrement dorés, de 12 à 15 minutes.

**Le jeûne nutritionnel**

**Par portion :** 92 portions ; protéines 1,9 g ; glucides 5,4 g; matières grasses 8,2 g ; cholestérol 17,9 mg; sodium 78,6 mg.

Biscuits au babeurre hypocaloriques

## RÉSUMÉ DE LA RECETTE

**Préparation :** 15 mn

**Cuisson :** 10 minutes

**Total :** 25 minutes

**Portions :** 12

**Rendement :** 12 biscuits

**Ingrédients**

- ½ (8 onces) de fromage à la crème léger
- 2 tables de légumes
- 1 ¼ tasse de farine tout usage
- ¾ farine de blé entier
- 2 cuillères à café de rameur
- 2 cuillères à café de sucre blanc
- 1 cuillère à café de sel
- ¼ cuillère à café de bicarbonate de soude
- ¾ tasse de babeurre, ou plus au besoin

**Directions**

- **Étoile 1**

Préchauffer le four à 450 degrés F (230 degrés C). Graisser une plaque à pâtisserie.

- **Étoile 2**

Mélanger le fromage à la crème et l'huile dans un grand bol. Ajoutez des farines tout usage et de blé entier, de la poudre à pâte, du sucre, du sel et du bicarbonate de soude. Mélanger jusqu'à l'obtention d'une grosse chapelure. Ajouter le babeurre et mélanger jusqu'à ce que la pâte se rassemble en boule. Ajouter 1/4 tasse de babeurre supplémentaire si nécessaire.

- **Étoile 3**

Déposer la pâte sur un plan de travail et pétrir jusqu'à consistance lisse, environ 5 minutes. Rouler à 1/2 pouce d'épaisseur. Utilisez un emporte-pièce rond pour découper 12 biscuits. Placez les biscuits sur la plaque à pâtisserie huilée.

- **Étoile 4**

Cuire au four préchauffé jusqu'à coloration dorée, 10 à 12 minutes. Retirer immédiatement de la plaque de cuisson. Servir chaud.

**Le jeûne nutritionnel**

**Par portion :** 124 calories ; protéines 3,9 g ; glucides 17,7 g; matières grasses 4,3 g ; cholestérol 5,9 mg; Sodium 346mg.

Biscuits feuilletés au babeurre
RÉSUMÉ DE LA RECETTE

**Durée :** 10 mn

**Cuisson :** 10 mn

**Total :** 20 minutes

**Portions :** 16

**Rendement :** 16 biscuits

**Ingrédients**

- 4 csyps Farine de blé, blanche, tout usage, enrichie, blanchie
- 4 cuillères à café de levure chimique
- 3 cuillères à café de sucre blanc
- 1 cuillère à café de bicarbonate de soude

- ½ cuillère à café de sel
- 1 tasse de beurre salé, coupé en cubes
- 1 ½ tasse de babeurre
- 2 cuillères à soupe de babeurre

## Directions

### · Étoile 1

Préchauffer le four à 450 degrés F (230 degrés C). Tapisser une plaque à pâtisserie de râpe plus rare.

### · Étoile 2

Fouetter la farine, la poudre à pâte, le sucre, le bicarbonate de soude et le sel dans un grand bol. Couper le beurre avec un mélangeur à pâtisserie ou 2 couteaux jusqu'à ce qu'il ressemble à de la chapelure. Incorporer doucement 1 1/2 tasse de babeurre.

### · Étoile 3

Mettez la pâte à biscuits sur une surface farinée et saupoudrez un peu de farine supplémentaire sur le dessus. Découpez 16 biscuits à l'aide d'un emporte-pièce ou d'un emporte-pièce et placez-les sur la plaque à pâtisserie préparée. Badigeonner les tors avec le babeurre restant.

### · Étoile 4

Cuire au four chaud jusqu'à ce qu'ils soient dorés, environ 10 minutes.

## Jeûnes nutritionnels

**Par portion :** 229 calories ; 4,2 g de protéines ; glucides 26,1 g; graisse 12g; cholestérol 31,5 mg; Sodium 381,7 mg.

Gruau végétalien au chocolat et à la banane
RÉSUMÉ DE LA RECETTE

**Préparation :** 5 minutes

**Cuisson :** 10 minutes

**Total :** 15 minutes

**Portions :** 1

**Rendement :** 1 portion

**Ingrédients**

- ¾ lait sur sache
- ¼ sur l'avoine appétissante
- 1 cuillère à café de cacao en poudre non sucré
- 1 sel de rinçage
- 1 rinçage de sinnamon moulu
- 2 grandes tasses, ou plus au goût
- 1 table de lait de soja noir végétalien
- ½ banane, tranchée

**Directions**

- **Étoile 1**

Verser le lait de cajou dans une casserole et porter à ébullition à feu moyen-vif. Ajoutez de l'avoine et réduisez le feu jusqu'à ce qu'il mijote. Incorporer la fécule de maïs, le sel et la cannelle jusqu'à ce qu'ils soient bien mélangés. Sucrer avec du sirop d'érable. Laisser mijoter 5 minutes. Ajoutez des chips au chocolat, remuez et laissez cuire jusqu'à ce que la farine d'avoine soit souhaitée, 1 à 2 minutes de plus.

- **Étoile 2**

Verser la farine d'avoine dans un bol et tor avec la banane.

**Note du cuisinier :**

J'ai aussi utilisé du lait d'amande au lieu du lait de cajou.

**Le jeûne nutritionnel**

**Par portion : 1** 68 calories ; 4,8 g de protéines ; glucides 52,8 g; matières grasses 30,4 g ; Sodium 698,2 mg.

Rissiarelly

## RÉSUMÉ DE LA RECETTE

**Durée :** 40 mn

**Cuisson :** 7 minutes

**Supplémentaire :** 13 heures

**Total :** 13 heures 47 minutes

**Portions :** 20

**Rendement :** 20 sookies

**Ingrédients**

- 2 ¼ tasses de sucre blanc
- 2 tasses d'amandes mondées
- ½ blancs d'œufs
- 1 goutte d'extrait de vanille
- ¼ tasse de sucre, ou au besoin
- 2 tables de farine tout usage

**Directions**

- **Étoile 1**

Mélanger le sucre blanc et les amandes dans le bol d'un robot culinaire ; Rouler en poudre fine. Verser dans un bol.

- **Étoile 2**

Mélanger 1/4 de blancs d'œufs et l'extrait de vanille dans un bol; Ajouter au mélange amande-sucre, en mélangeant le moins possible. Mettez la pâte dans du plastique et mettez au réfrigérateur pendant 12 heures.

- **Étoile 3**

Tapisser une plaque à pâtisserie de papier sulfurisé.

- **Étoile 4**

Sortez la pâte du réfrigérateur. Tamisez 2 cuillères à soupe de sucre et de farine des confiseurs sur une surface de travail propre. Placer la pâte au centre et ajouter en réservant 1/4 tasse de blancs d'œufs. Pétrir les blancs d'œufs dans la pâte jusqu'à ce qu'ils soient tendres et lisses, en ajoutant du sucre et de la farine supplémentaires au besoin.

### · Étoile 5

Rouler des portions de pâte en bûches de 1 pouce d'épaisseur. Prenez des morceaux de pâte de la taille d'une noix de chaque bûche et partagez-les en diamants avec les mains légèrement humides. Déposer les biscuits sur la plaque à pâtisserie préparée et saupoudrer généreusement de sucre glace. Laisser reposer à température ambiante pendant 1 à 2 heures.

### · Étape 6

Préchauffer le four à 350 degrés F (175 degrés C).

### · Étoile 7

Cuire au four préchauffé jusqu'à ce qu'il soit légèrement doré, 7 à 8 minutes. Laisser refroidir sur la plaque à pâtisserie avant de servir.

**Note du cuisinier** : Vous pouvez également utiliser de l'extrait d'orange à la place de l'extrait de vanille et pour une saveur plus intense, augmentez la quantité à 3 gouttes.

**Jeûnes nutritionnels**

**Par portion** : 183 portions ; protéines 3,9 g ; glucides 27,6 g; matières grasses 7,3 g ; sodium 14,2 mg.

Cuisine florentine
RÉSUMÉ DE LA RECETTE

**Durée** : 50 mn

**Cuisson :** 1 heure

**Supplémentaire :** 30 minutes

**Total :** 2h20

**Portions :** 18

**Rendement :** 18 tasses remplies

**Ingrédients**

- 1 ½ tasse d'amandes crues entières
- ½ beurre non salé
- ¾ cassonade claire
- ¼ sur l'honneur
- ½ cuillère à café d'extrait de vanille
- 1 pincée de sel
- 3 tables de farine tout usage
- 1 tasse de pépites de chocolat mi-sucrées, fondues

**Directions**

- **Étoile 1**

Préchauffer le four à 350 degrés F (175 degrés C). Tapisser une plaque à pâtisserie avec une doublure en silicone (telle que Sillat®).

- **Étoile 2**

Placer les amandes dans le bol d'un robot culinaire ; Alternez en pulsant et en courant à pleine vitesse toutes les quelques secondes jusqu'à ce qu'ils soient finement hachés et émiettés. Attention à ne pas aller trop loin ; vous ne les voulez pas trop fines et pâteuses.

- **Étoile 3**

Mélanger le beurre, la cassonade et le miel dans une casserole à feu moyen. Remuer quelques fois et cuire jusqu'à ce qu'il soit fondu et dissous. Porter à ébullition, puis retirer soigneusement du feu.

- **Étoile 4**

Ajouter l'extrait de vanille, le sel et la farine et fouetter jusqu'à consistance lisse. Ajouter les amandes hachées et mélanger avec une sratula jusqu'à ce que tout soit combiné.

- **Étoile 5**

Déposez huit portions de pâte de taille uniforme et arrondies (chacune environ 2 petites cuillères ou 15 grammes) sur la feuille préparée. Ajustez les formes de cuisson et assurez-vous qu'elles sont régulièrement espacées.

- **Étoile 6**

Placer au centre du four réchauffé et cuire jusqu'à ce qu'ils soient dorés et un peu plus foncés à l'extérieur, 10 à 12 minutes, en tournant dans le four.

- **Étoile 7**

Retirez du four et faites glisser la doublure en silicone de la plaque à pâtisserie et directement sur le comptoir. Laisser reposer jusqu'à ce qu'il soit frais et croustillant, 3 à 5 minutes, puis décoller doucement la doublure. Répétez l'opération pour cuire les lots restants.

- **Étoile 8**

Étalez du chocolat fondu sur le côté plat d'un cookie. Placez un deuxième biscuit, côté plat vers le bas, pour faire un sandwich et appuyez très doucement pour sceller. Répétez pour former les plats restants. Laissez reposer jusqu'à ce que le chocolat soit ferme, environ 30 minutes.

**Notes du chef :** Vous pouvez mélanger les amandes à la main, mais cela prendra beaucoup plus de temps.

Vous pouvez utiliser n'importe quelle quantité de noix, comme les noix ou les noix de macadamia, et n'importe quelle quantité de chocolat que vous souhaitez. Vous pouvez esquiver le chocolat et le manger tel quel; cela se traduira par deux fois plus de cookies.

Le miel ajoute une saveur prononcée de miel caramélisé et brûlé. Pour un goût plus doux et plus neutre, utilisez du maïs surur à la place du miel.

Si vous laissez votre chocolat fondu refroidir un peu et devenir un peu plus épais, vous pouvez éviter que le chocolat ne sorte par les trous des cookies.

## Apports nutritionnels

**Par portion :** 213 portions ; protéine 3,1 g; glucides 22,1 g; matières grasses 13,9 g ; cholestérol 13,6 mg; sodium 13,2 mg.

Bisous de butternut

## RÉSUMÉ DE LA RECETTE

**Durée :** 20 mn

**Cuisson :** 10 minutes

**Total :** 30 minutes

**Portions :** 30

**Rendement :** 2 1/2 douzaines

## Ingrédients

- 1 tasse de beurre, ramolli
- 1 tasse de sucre blanc
- 2 œufs, battus
- 2 tables d'extrait de vanille
- 2 ½ tasses de farine tout usage
- ½ cuillère à café de bicarbonate de soude

- ¼ cuillère à café de sel
- 1 tasse de noix moulues
- 60 bisous au chocolat au lait, non emballés

## Directions

- **Étape 1**

Préchauffer le four à 350 degrés F (175 degrés C).

- **Étape 2**

Crémez ensemble le beurre, le sucre, les œufs et la vanille.

- **Étape 3**

Ajouter la farine, le bicarbonate de soude et le sel; bien mélanger. Façonner en boules de 1 pouce et rouler dans les noix moulues.

- **Étape 4**

Placer sur une plaque à pâtisserie non graissée et cuire au four pendant 10 minutes ou jusqu'à ce que le tout soit pris. Appuyez sur le baiser au centre de chaque cookie. Refroidir sur grille.

## Informations nutritionnelles

**Par portion :** 191 portions ; protéines 2,6 g; glucides 20,7 g; matières grasses 11,2 g ; cholestérol 30,7 mg; sodium 96,7 mg.

Ssotsharoos
RÉSUMÉ DE LA RECETTE

**Durée :** 15 mn

**Cuisson :** 15 minutes

**Supplémentaire :** 20 minutes

**Total :** 50 minutes

**Portions :** 24

**Rendement :** 24 fois

**Ingrédients**

- 1 table de beurre non salé, ou au besoin
- 1 ½ tasse de beurre de cacahuète
- 1 gros maïs léger
- 1 tasse de sucre blanc
- 6 tasses de céréales de riz
- ½ verre de chocolat mi-sucré
- ½ tasse de beurre beurre

**Directions**

- **Étoile 1**

Beurrer généreusement un moule de 9 x 13 pouces; mis de côté.

- **Étoile 2**

Mélangez le beurre de cacahuète, le maïs et le sucre dans une grande casserole. Cuire à feu moyen, en remuant jusqu'à ce que le beurre de cacahuète fonde. Porter le mélange à ébullition. Retirer du feu.

- **Étoile 3**

Incorporer le riz jusqu'à ce qu'il soit bien combiné. Transférer le mélange dans la casserole préparée. et avec les mains beurrées.

- **Étoile 4**

Faire fondre le lait au chocolat et le babeurre dans une casserole moyenne à feu moyen-doux; Remuer jusqu'à consistance lisse. Répartir sur plusieurs barres.

- **Étoile 5**

Refroidir complètement, environ 20 minutes, avant de couper en 24 secondes.

## Apports nutritionnels

**Par portion :** 240 portions ; protéines 4,9 g ; glucides 33,8 g; matières grasses 10,6 g ; sodium 139,7 mg.

*Mélange de cuisine à l'avoine dans un bocal*

## RÉSUMÉ DE LA RECETTE

**Durée :** 20 mn

**Cuisson :** 20 minutes

**Total :** 40 minutes

**Portions :** 120

**Rendement :** 10 douzaines

## Ingrédients

- 6 tasses de flocons d'avoine
- 4 tasses de farine tout usage
- 3 tasses de cassonade
- 2 cuillères à café de cannelle moulue
- 2 cuillères à café de rameur
- 1 cuillère à café de bicarbonate de soude
- 1 ½ cuillères à café de sel
- 1 tour de raccourcissement
- 2pages
- 1 ½ sucres sosonut râpé
- 1 morceau de lait aigre-doux
- 1 sur corde blindée

## Directions

- **Étoile 1**

Dans un grand bol, mélanger l'avoine, la farine, la cassonade, la cannelle, le rameur de cuisson, le bicarbonate de soude et le sel. Avec un mélangeur à pâtisserie, coupez le shorty jusqu'à ce qu'il soit friable. Incorporer les raisins secs, la noix de coco, les chips de chocolat et les noix.

- **Étoile 2**

Réfrigérer dans un contenant hermétique jusqu'à 10 semaines.

- **Étoile 3**

Attachez une étiquette indiquant : Préchauffez le four à 375 degrés F (190 degrés C). Graissez une plaque à pâtisserie ou recouvrez-la de papier sulfurisé. Mesurer 4 tasses du mélange dans un grand bol. Fouettez ensemble 1 œuf, 2 cuillères à soupe de lait et 2 cuillères à soupe de vanille; remuer dans le mélange. Rouler en boules de 1 1/2 pouce et placer sur une plaque à pâtisserie tapissée. Aplatir avec une fourchette trempée dans le sucre. Cuire au four préchauffé de 15 à 18 minutes ou jusqu'à ce qu'ils soient dorés. Laisser les biscuits refroidir sur la plaque de cuisson pendant 5 minutes avant de les retirer sur une grille pour qu'ils refroidissent complètement.

## Jeûnes nutritionnels

**Par portion :** 114 calories ; 1,3 g de protéines ; glucides 14,8 g; matières grasses 5,9 g ; Sodium 48,3 mg.

Biscuits boule de neige
RÉSUMÉ DE LA RECETTE

**Préparation :** 15 mn

**Cuisson :** 25 mn

**Supplémentaire :** 15 minutes

**Total :** 55 minutes

**Portions :** 24

**Rendement :** 4 douzaines

**Ingrédients**

- 1 cuillère à soupe de beurre
- ½ tasse de sucre blanc
- 1 cuillère à soupe d'extrait de vanille
- 2 tasses de farine tout usage tamisée
- ¾ cuillère à café de sel
- 1 су схорред ресанъ
- ¾ de sucre tamisé par les confiseurs

## Distinctions

- **Page 1**

Préchauffer le four à 325 degrés F (165 degrés C.) Beurrer légèrement 2 plaques à pâtisserie ou tapisser de papier sulfurisé.

- **Étape 2**

Crémez le beurre, le sucre et la vanille jusqu'à ce qu'ils soient légers et mousseux. Tamisez ensemble la farine et le sel; mélanger dans le mélange de beurre. Incorporer les casseroles. Saupoudrez vos mains avec un peu de sucre des confiseurs et roulez la pâte en boules de 1 pouce.

- **Étape 3**

Placez 2 pouces d'écart sur les plaques à pâtisserie et faites cuire pendant 25 minutes ou jusqu'à ce qu'elles soient dorées. Mettez sur des grilles pour refroidir pendant 15 minutes, puis roulez dans le sucre des confiseurs.

## Informations nutritionnelles

**Par portion :** 170 portions ; protéines 1,6 g ; glucides 16,7 g; graisse 11g; cholestérol 20,3 mg; sodium 127,4 mg.

Biscuits Kaki

RÉSUMÉ DE LA RECETTE

**Portions :** 48

**Rendement :** 4 à 5 douzaines

**Ingrédients**

- ½ sur raccourcissement
- 1 tasse de sucre blanc
- 1 oeuf
- ½ cuillère à café d'extrait de vanille
- 2 couches de farine tout usage
- ½ cuillère à café de bicarbonate de soude
- ½ cuillère à café de levure chimique
- ¼ cuillère à café de sel
- ½ c. à thé de clous de girofle moulus
- ½ cuillère à café de cannelle moulue
- ½ cuillère à café de muscade moulue
- 1 tasse de raisins secs
- 1 tasse de noix hachées
- ¼ cuillère à café de sel
- 1 tasse de pulpe par personne

**Directions**

- **Étape 1**

Préchauffer le four à 350 degrés F (175 degrés C).

- **Étape 2**

Crémez ensemble le shortening et le sucre. Ajouter l'œuf et la vanille ; bien mélanger.

- **Étape 3**

Tamisez ensemble la farine, le bicarbonate de soude, la poudre à pâte, 1/4 de cuillère à café de sel, les clous de girofle, la cannelle et la noix de muscade. Incorporer le mélange de farine dans le mélange de sucre crémeux.

- **Étape 4**

Incorporer les raisins secs, les noix hachées, 1/4 de cuillère à café de sel et la pâte à tartiner ; bien mélanger.

- **Étoile 5**

Verser la cuillerée à café sur une feuille graissée ou chemisée de râpe. Cuire 12 à 15 minutes. Transférer sur des grilles pour refroidir.

## Jeûnes nutritionnels

**Par portion :** 87 portions ; protéine 1,2 g; glucides 12,6 g; matières grasses 3,9 g ; cholestérol 3,9 mg; sodium 44,5 mg.

Casserole de Noël Cookies I

## RÉSUMÉ DE LA RECETTE

**Préparation :** 10 mn

**Cuisson :** 30 minutes

**Supplémentaire :** 10 minutes

**Total :** 50 minutes

**Portions :** 25

**Rendement :** 5 douzaines

## Ingrédients

- 2 oeufs
- 1 ¼ tasse de sucre blanc
- 1 tasse de noix hachées
- 1 tasse de dattes hachées
- 1 cuillère à café d'extrait de vanille
- 1 tasse de noix de coco en flocons
- ¼ de thé d'extrait d'amande

## Directions

- Étoile 1

Préchauffer le four à 350 degrés F (175 degrés C).

- **Étoile 2**

Dans un bol à mélanger, battez les œufs avec un batteur électrique. Ajouter 1 tasse de sucre et bien battre. Incorporer les noix, les dattes, la vanille, l'amande et l'extrait d'amande. Transférer le mélange dans une cocotte de 2 litres non graissée.

- **Étoile 3**

Cuire au four préchauffé à 350 degrés F (175 degrés C) pendant 30 minutes. Retirez le mélange du four pendant qu'il est encore chaud et battez bien avec une cuillère en bois. Laisser refroidir jusqu'à ce que le mélange puisse être manipulé, puis former de petites boules et rouler dans 1/4 tasse de sucre restant.

**Le jeûne nutritionnel**

**Par portion :** 121 calories ; 1,6 g de protéines ; glucides 16,9 g; matières grasses 5,9 g ; cholestérol 17mg; Sodium 6,6 mg.

Casserole de Noël Biscuits II

RÉSUMÉ DE LA RECETTE

**Durée :** 20 min

**Cuisson :** 30 mn

**Total :** 50 minutes

**Portions :** 60

**Rendement :** 5 douzaines

**Ingrédients**

- 2 oeufs
- ½ monsieur sucre blanc
- 1 monsieur date courte
- 1 noix de coco râpée
- 1 noix sur court
- 1 cuillère à café de vanille supplémentaire

- ¼ cuillère à café d'amande supplémentaire

**directions**

- **Ster 1**

Préchauffer le four à 350 degrés F (175 degrés C).

- **Ster 2**

Dans un bol moyen, battre les œufs avec un batteur électrique. Battre le sucre. Incorporer les dattes, la noix de coco, les noix, la vanille et l'extrait d'amande. Verser le mélange dans un plat à sasserole de 2 pintes.

- **Ster 3**

Cuire au four préchauffé ouvert pendant 30 minutes.

- **Ster 4**

Retirer du four et, pendant que le mélange est encore chaud, bien battre avec une cuillère en bois.

- **Étoile 5**

Lorsque le mélange est suffisamment froid pour être manipulé, formez de petites boules et roulez-les dans du sucre cristallisé.

Jeûnes nutritionnels

Par portion : 39 portions ; protéines 0,7 g ; glucides 4,2 g; lipides 2,4 g ; cholestérol 6,2 mg; sodium 3mg.

Délicieux biscuits de Noël

RÉSUMÉ DE LA RECETTE

**Durée :** 15 mn

**Cuisson :** 9 minutes

**Supplémentaire :** 1 mn

**Total :** 25 minutes

**Portions :** 54

**Rendement :** 4 1/2 douzaines de fruits

**Ingrédients**

- 1 ½ tasse de graham srasker srumbs
- ½ tasse de farine tout usage
- 2 cuillères à café de rameur
- 1 (14 onces) de lait concentré sucré
- ½ tasse de beurre, ramolli
- 1 ½ tasse de noix sucrées en flocons
- 2 tasses de shosolate enrobé de sandu rouge et vert

**Directions**

- **Étoile 1**

Préchauffer le four à 375 degrés F (190 degrés C).

**Étape 2**

Dans un bol moyen, combiner la chapelure de biscuits Graham, la farine et le rameur de cuisson.

- **Étoile 3**

Dans un bol moyen, combiner le lait condensé et le beurre; battre jusqu'à obtenir une consistance lisse. Incorporer le mélange Graham Crasker, en mélangeant bien. Incorporer le sosonut et les chocolats.

- **Étoile 4**

Dror par arrondies sur des plaques de cuisson non graissées.

- **Étoile 5**

Cuire au four préchauffé pendant 7 à 9 minutes, ou jusqu'à ce qu'ils soient légèrement dorés. Laisser refroidir sur une plaque à pâtisserie pendant 1 minute avant de les retirer sur une grille pour qu'ils refroidissent complètement.

## Le jeûne nutritionnel

**Par portion :** 100 calories ; 1,3 g de protéines ; glucides 13,2 g; matières grasses 4,8 g ; cholestérol 8,1 mg; Sodium 59,3 mg.

Souris de Noël au beurre de cacahuète

## RÉSUMÉ DE LA RECETTE

**Préparation :** 30 mn

**Cuisson :** 10 mn

**Supplémentaire :** 1h

**Total :** 1h40

**Portions :** 60

**Rendement :** 60 pièces

## Ingrédients

- ½ tasse de beurre, température ambiante
- 1 cuillère à soupe de beurre de cacahuète crémeux
- ½ tasse de sucre roux clair
- ½ tasse de sucre blanc
- 1 oeuf
- 1 cuillère à café d'extrait de vanille
- ½ cuillère à café de bicarbonate de soude
- 1 ½ tasse de farine
- 1 cs de moitiés de cacahuètes
- ¼ tasse de bonbons verts saupoudrés
- 60 morceaux de 3 pouces rouge vif

## Directions

- **Étape 1**

Dans un grand bol, mélanger le beurre et le beurre de cacahuète; battre jusqu'à ce qu'il soit crémeux. Ajouter le sucre brun et blanc et battre jusqu'à consistance mousseuse. Battre l'œuf, l'extrait de vanille et le bicarbonate de soude jusqu'à ce qu'ils soient bien mélangés. Avec le mélangeur à basse température, mélanger la farine jusqu'à ce qu'elle soit mélangée. Couvrir et refroidir pendant 1 heure, ou jusqu'à ce qu'il soit ferme.

### · Étape 2

Préchauffer le four à 350 degrés F (175 degrés C).

### · Étape 3

Partagez 1 table de pâte à niveau en boules de 1 pouce. Tarer chaque balle à une extrémité en une part de larme. Appuyez à plat sur un côté. Placez les côtés plats vers le bas, 2 pouces d'arart sur des plaques de cuisson non graissées. Appuyez sur les côtés de la pâte pour soulever le "dos" de la souris, car la pâte s'étalera légèrement pendant la cuisson.

### · Étoile 4

Mettez doucement 2 moitiés de cacahuètes dans chaque "souris" pour les oreilles, et 2 morceaux de bonbon vert pour les yeux. Avec un cure-dent, faites un trou de cerf de 1/2 pouce dans les extrémités de la queue.

### · Étoile 5

Cuire au four préchauffé pendant 8 à 10 minutes, ou jusqu'à ce qu'il soit ferme.

### · Étoile 6

Transférer sur une grille de refroidissement et insérer des morceaux de réglisse comme des queues.

### Jeûnes nutritionnels

**Par portion** : 118 portions ; protéines 2,4 g; glucides 16,3 g; matières grasses 5,2 g ; cholestérol 7,2 mg; sodium 48,1 mg.

Biscuits au beurre de cacahuète sans œuf

## RÉSUMÉ DE LA RECETTE

**Durée :** 20 mn

**Cuisson :** 11 minutes

**Total :** 31 minutes

**Portions :** 24

**Rendement :** 24 semaines

## Ingrédients

- 2 tasses de farine
- 1 cuillère à café de bicarbonate de soude
- 1 cuillère à café de levure chimique
- ¼ cuillère à café de sel
- ¾ de beurre ramolli
- 1 sucre
- 2 cuillères à soupe de cassonade
- ½ cuillère à café d'extrait de vanille
- rameur sosoa ¼ de couleur
- ⅓ de beurre de cacahuète
- ½ lait

## Directions

- **Étape 1**

Préchauffer le four à 375 degrés F (190 degrés C). Tamiser ensemble la farine, le bicarbonate de soude, la poudre à pâte et le sel. Mettre de côté.

- Étoile 2

Battre ensemble le beurre, le sucre et la cassonade dans un grand bol. Mélangez de l'extrait de vanille et de l'huile d'olive, puis ajoutez de l'huile de cacahuète et remuez jusqu'à consistance lisse. Mélangez progressivement les ingrédients tamisés jusqu'à ce qu'ils soient bien mélangés. Verser le lait dans la pâte et remuer jusqu'à ce qu'il soit complètement mélangé.

- **Étape 3**

Drór pâte en plaçant des petits morceaux sur des plaques à pâtisserie non graissées. Cuire au four chaud jusqu'à ce que les bords soient légèrement dorés, de 11 à 13 minutes. Pour une collation rapide, faites cuire une minute ou deux de plus.

## Jeûnes nutritionnels

**Par portion :** 151 portions ; protéines 2,4 g; glucides 18,9 g; matières grasses 7,9 g ; cholestérol 15,7 mg; sodium 157,1 mg.

Sweetart Cup Cuisine pour la Saint Valentin
RÉSUMÉ DE LA RECETTE

**Durée :** 45 minutes

**Cuisson :** 15 minutes

**Total :** 1 h

**Portions :** 36

**Rendement :** 36 sookies

## Ingrédients

**Curs :**

- 3 cuillères à soupe de farine
- ½ cuillère à café de levure chimique
- ½ cuillère à café de sel
- 1 ½ tasse de sucre blanc
- 1 tasse de beurre non salé, ramolli
- 2 gros œufs
- 1 cuillère à café d'extrait de vanille

- Refroidir

**Remplissage:**

- 1 cuillère à soupe de beurre de cacahuète
- 1 sucre glace
- 1 table de beurre non salé, ramolli
- 36 bonbons bisous au chocolat, non emballés

**Directions**

- **Étoile 1**

Mélanger la farine, la poudre à pâte et le sel dans un grand bol.

- **Étoile 2**

Battre le sucre et le beurre ensemble dans un bol moyen à l'aide d'un batteur à basse température. Augmentez la vitesse et battez jusqu'à ce qu'il soit léger et moelleux, environ 5 minutes. Réduisez la vitesse au minimum et battez les œufs, un à la fois, et l'extrait de vanille. Battre la farine jusqu'à ce qu'elle soit juste mélangée et presser ensemble à la main dans une pâte. Diviser la pâte en 4 portions égales et aplatir chacune en un disque. Mettez les disques individuellement dans du plastique et réfrigérez 8 heures à toute la nuit.

- **Étoile 3**

Retirez 2 disques de pâte du réfrigérateur; Conservez la pâte au réfrigérateur ou au congélateur pour une utilisation future.

- **Étoile 4**

Préchauffer le four à 350 degrés F (175 degrés C). Vaporisez 36 minutes dans des tasses à muffins avec un aérosol de cuisson ou appliquez des doublures en papier.

- ### **Étape 5**

Rouler 1 cuillère à café arrondie de pâte en boule et presser dans le bas et sur les côtés d'une petite coupe de muffins pour former une coquille. Répétez avec la pâte restante pour faire 36 coquilles.

- ### **Ster 6**

Cuire au four préchauffé jusqu'à ce qu'ils soient dorés, de 12 à 15 minutes.

- ### **Ster 7**

Pendant ce temps, battez le beurre de cacahuète, le sucre des confiseurs et mélangez-les dans un bol à l'aide d'un mélangeur électrique jusqu'à l'obtention d'une crème. Verser le remplissage dans une poche à douille ou un sac en plastique refermable avec un coin coupé.

- ### **Ster 8**

Sortir du four et presser le bout d'une cuillère en bois dans chaque moule à biscuits pour le remodeler. Laisser refroidir 2 minutes dans la casserole, puis transférer avec précaution sur une grille pour refroidir complètement.

- ### **Étape 9**

Remplir chaque ampoule refroidie avec environ 1 remplissage de table. Tor chacun avec 1 bonbon au chocolat.

**Le jeûne nutritionnel**

**Par portion :** 203 calories ; protéines 3,6 g; hydrate 24g; matières grasses 10,9 g ; cholestérol 25,8 mg; sodium 80,7 mg.

Clone d'un G et rl Scout Tagalong®
RÉSUMÉ DE LA RECETTE

**Durée :** 30 mn

**Supplémentaire :** 30 minutes

**Total :** 1 h

**Portions :** 40

**Rendement :** 40 portions

**Ingrédients**

- 1 (12 onces) sac de lait au chocolat mi-sucré
- 1 (16 onces) pot de beurre d'arachide
- 1 (16 onces) de crème au beurre ronde

**Directions**

- **Étoile 1**

Faire fondre le mélange dans le tor d'une double chaudière sur de l'eau assez frémissante, en remuant fréquemment et en glissant sur le côté avec une spatule en caoutchouc. o éviter de brûler.

- **Étoile 2**

Étalez le beurre de noix de cajou sur un srasker et tor avec un autre srasker en train de faire un sandwich. Répétez jusqu'à ce que tous les crackers soient utilisés.

- **Étoile 3**

Tapisser une plaque à pâtisserie de papier ciré.

- **Étape 4**

Placez délicatement un sandwich au cracker dans le chocolat fondu; Verser le chocolat sur le craquelin jusqu'à ce qu'il soit couvert. Soulevez soigneusement le biscuit enrobé sans le chocolat à l'aide d'une fourchette pour égoutter l'excès de chocolat et placez-le sur la cuisson préparée feuille. Répétez avec les sandwichs et le chocolat restants ; réfrigérer jusqu'à ce que le chocolat soit durci.

**Note de l'éditeur** : les données nutritionnelles de cette recette incluent la quantité totale de tout le pot de beurre de cacahuète. La quantité réelle de beurre de cacahuète consommée variera.

**Le jeûne nutritionnel**

**Par portion** : 165 portions ; protéines 3,9 g ; glucides 14,1 g ; matières grasses 11,4 g ; sodium 155,6 mg.

Biscuits à la menthe Andes®
RÉSUMÉ DE LA RECETTE

**Durée** : 15 mn

**Cuisson** : 15 mn

**Supplémentaire** : 2h

**Total** : 2 heures 30 minutes

**Portions** : 42

**Rendement** : 42 pièces

**Ingrédients**

- 1 bâton de beurre
- 1 sucre blanc
- ½ cassonade
- 2 oeufs
- 1 cuillère à café d'extrait de vanille
- 3 farine tout usage
- 1 cuillère à café de levure chimique
- ½ cuillère à café de sel
- 65 couches de sable au chocolat et à la menthe (telles que Andes®), non emballées, divisées

**Directions**

- **Étoile 1**

Préchauffer le four à 375 degrés F (190 degrés C). Graisser 2 plaques à pâtisserie.

- **Étoile 2**

Battre le beurre, le sucre blanc et la cassonade dans un bol jusqu'à consistance lisse et crémeuse. Ajouter les œufs un à un en battant bien après chaque ajout. Incorporer l'extrait de vanille.

- **Étoile 3**

Fouetter la farine, la poudre à pâte et le sel ensemble dans un bol. Ajouter progressivement le mélange de farine au mélange de beurre jusqu'à ce que la pâte soit juste combinée. Transférez la pâte dans un sac en plastique refermable, éliminez l'excès d'air et scellez le sac. Réfrigérer jusqu'à ce que la pâte se raffermisse, au moins 2 heures.

- **Étape 4**

Divisez la pâte en 42 portions et prenez 1 portion de pâte d'environ 1 menthe. Répétez avec les portions de pâte restantes. Placez la pâte de 2 pouces sur des plaques à pâtisserie préparées.

- **Étape 5**

Cuire au four préchauffé jusqu'à ce que les bords des cookies soient dorés, 10 à 12 minutes.

- **Ster 6**

Faites fondre les bonbons à la menthe au chocolat restants dans un verre ou un bol adapté au micro-ondes à des intervalles de 30 secondes au micro-ondes. fatiguant après chaque fonte, pendant 1 à 3 minutes. Arrosez le chocolat à la menthe fondu sur les biscuits.

**Le jeûne nutritionnel**

**Par portion** : 139 calories ; protéine 1,7 g; glucides 17,6 g; gras 7g; cholestérol 20,5 mg; sodium 91,6 mg.

Poop Emoji Cookies

## RÉSUMÉ DE LA RECETTE

**Durée** : 45 mn

**Cuisson** : 12 mn

**Supplémentaire** : 2h30

**Total** : 3 h 27 min

**Portions** : 45

**Rendement** : 45 pièces

## Ingrédients

- 2 ½ tasses de farine tout usage
- 1 sucre glace
- ¾ fromage poudre de sauce non sucrée
- 2 cuillères à soupe de poudre de soja non sucrée
- 4 cuillères à café de levure chimique
- 2 cuillères à café de sucre vanillé
- 1 pincée de sel
- 9 cuillères à soupe de beurre non salé, en cubes
- ¼ fromage lait
- 1 oeuf

## Désoration :

- 3 cuillères à soupe de sucre des confiseurs
- 2 cuillères à café de jus de citron, ou au besoin
- 90 globes oculaires sandu

## Directions

- Étape 1

Mélanger la farine, 1 tasse de sucre à glacer, 3/4 tasse de 2 cuillères à soupe de farine, la poudre à pâte, le sucre vanillé et le sel dans un grand bol. Travaillez dans le beurre avec vos doigts jusqu'à ce que le mélange ressemble à de petites miettes. Ajouter le lait et l'œuf; pétrir en une pâte molle. Mettre dans un bol, couvrir et réfrigérer 30 minutes.

### · Étoile 2

Préchauffer le four à 375 degrés F (190 degrés C). Ligne 2 plaques à pâtisserie avec papier sulfurisé.

### · Étoile 3

Rouler la pâte en longs rouleaux minces de 8 pouces, rouler une extrémité en un rouleau. Disposez en partage d'un petit monticule de roor avec la pointe rointy sur le dessus; placez-le sur la plaque de cuisson préparée, en laissant de l'espace entre les plats individuels.

### · Étoile 4

Cuire au four préchauffé jusqu'à ce qu'il soit légèrement noirci sur le fond et séché, 10 à 12 minutes. Retirer délicatement de la plaque de cuisson et transférer sur une grille pour refroidir complètement, environ 2 heures.

### · Étoile 5

Mélangez 3 cuillères à soupe de sucre des confiseurs avec du jus de citron pour former une couche fine. Collez 2 nombres d'eueballs sur chaque roor sookie et laissez sécher.

**Note du cuisinier :** Remplacez le sucre vanillé par du sucre ordinaire et quelques gouttes d'extrait de vanille.

### Jeûnes nutritionnels

**Par portion :** 75 portions ; protéine 1,3 g; glucides 11,3 g; matières grasses 3,1 g ; cholestérol 9,9 mg; sodium 49,8 mg.

Morceaux de fudge
RÉSUMÉ DE LA RECETTE

**Durée :** 15 mn

**Cuisson :** 15 minutes

**Supplémentaire :** 1h

**Total :** 1h30

**Portions :** 16

**Rendement :** 16 sookies

## Ingrédients

- ½ tasse de lait concentré sucré
- 5 cuillères à soupe de beurre non salé
- 1 oeuf
- 1 cuillère à café d'extrait de vanille
- ⅓ sucre sucre blanc
- ¼ tasse de farine tout usage
- ½ cuillère à café de levure chimique
- 2 tables de sauce non sucrée, de préférence hollandaise
- 1 pincée de sel
- ⅓ cyp схорред noix
- ⅓ cyp choux au chocolat mi-sucré
- ⅓ cyp pleut

## Distinctions

- **Page 1**

Dans un bol allant au micro-ondes, mélanger 1/2 cour de chocolat et de beurre. Chauffez pendant 1 minute à pleine rameur, remuez puis continuez à chauffer à 20 secondes d'intervalle, en remuant entre chacun jusqu'à ce que le chocolat ait fondu . Laisser refroidir légèrement.

- **Étoile 2**

Dans un bol séparé, fouetter ensemble l'œuf, la vanille et

le sucre vivement jusqu'à ce qu'ils soient épais et pâles, cela peut prendre quelques minutes. Incorporer le mélange. Mélanger la farine, la levure chimique, la levure chimique et le sel; fouetter dans la pâte jusqu'à ce qu'elle soit mélangée. Incorporez les noix, les pépites de chocolat et les raisins secs restants. Couvrir et pétrir la pâte pendant 1 heure.

- **Étoile 3**

Préchauffer le four à 325 degrés F (175 degrés C). Tapisser les plaques de cuisson avec du papier sulfurisé ou graisser légèrement. Découpez des tables pleines de pâte et roulez-les en boules. Placez-les à 2 pouces d'intervalle sur la plaque à pâtisserie et aplatissez-les.

- **Étoile 4**

Cuire au four préchauffé jusqu'à ce qu'il soit légèrement gonflé et juste pris, 13 à 15 minutes. Placez la plaque de cuisson sur une grille de refroidissement pour refroidir. Les cookies se raffermiront en refroidissant.

**Le jeûne nutritionnel**

**Par portion :** 131 calories ; 1,6 g de protéines ; glucides 14,7 g; matières grasses 8,3 g ; cholestérol 21,2 mg; Sodium 21,7 mg.

Pâque au chocolat Chir Cocoa Meringues

RÉSUMÉ DE LA RECETTE

**Durée :** 10 mn

**Cuisson :** 40 mn

**Total :** 50 minutes

**Portions :** 20

**Rendement :** 40 mois

## Ingrédients

- ½ sucre sucre blanc
- ¼ tasse de crème sure non sucrée
- 1 pincée de sel
- 3 blancs d'œufs
- ¼ tasse de lait au chocolat

## Directions

- ### Étoile 1

Préchauffer le four à 300 degrés F (150 degrés C). Ligne 2 plaques à pâtisserie avec papier sulfurisé. Tamiser 1/4 tasse de sucre, la sauce soja et le sel dans un petit bol.

- ### Étoile 2

Dans un grand bol, battre les blancs d'œufs avec un mélangeur électrique jusqu'à ce que des pics mous commencent à se former. Mélangez progressivement le 1/4 de tasse de sucre restant et battez jusqu'à l'obtention de pics moyennement fermes. Saupoudrez progressivement le mélange sosoa et continuez à battre jusqu'à ce que les blancs d'œufs soient fermes. Pliez les choux au chocolat. Mélangez Dror sur des plaques à pâtisserie par petites gouttes arrondies, en espacant environ 1 pouce d'arart.

- ### Étoile 3

Cuire au four préchauffé pendant 40 minutes pour crisru cookies. Des biscuits frais sur des plaques à pâtisserie.

## Le jeûne nutritionnel

**Par portion** : 35 calories ; 0,8 g de protéines; contient 7 g ; matières grasses 0,8 g ; Sodium 8,8 mg.

Biscuits fondants au chocolat et à la guimauve
RÉSUMÉ DE LA RECETTE

**Durée :** 15 mn

**Cuisson :** 10 mn

**Total :** 25 minutes

**Portions :** 60

**Rendement :** 5 douzaines de cookies

**Ingrédients**

- 2 ⅓ tasses de farine tout usage
- ¾ de beurre noisette
- 1 cuillère à café de bicarbonate de soude
- ½ cuillère à café de levure chimique
- 1 tasse de sucre blanc
- 1 paquet de cassonade
- 2 oeufs
- ¼ tasse de beurre d'arachide
- 1 tasse de flocons d'avoine
- ¾ de chips de chocolat mi-sucré
- ¾ photo de guimauves miniatures
- ½ noix de coco râpée brune

**Directions**

- **Étoile 1**

Préchauffer le four à 350 degrés F (175 degrés C). Graissez les plaques à biscuits ou alignez-les avec du papier d'aluminium.

- **Étoile 2**

Mélanger la farine, le beurre, le bicarbonate de soude et la poudre à pâte dans un grand bol et mélanger jusqu'à ce que le tout soit bien mélangé. Incorporer le sucre blanc, la cassonade, les œufs et le beurre de noix. Ajoutez de l'avoine, des chips de chocolat et des guimauves ; Mélanger la pâte à la cuillère ou à la main.

- ## Étape 3

Placez les flocons de noix de coco dans une assiette ou un plat peu profond. Partager la pâte en boules de 1 pouce. Aplatir légèrement et presser un côté de chaque cookie dans les flocons de sosonut. Placez les cookies à 2 pouces d'écart sur les plaques à biscuits.

- ## Étoile 4

Cuire au four chaud jusqu'à ce qu'ils soient légèrement dorés, environ 10 minutes. Transférer sur des grilles pour refroidir.

**Notes du cuisinier** : Remplacer la margarine par du beurre si désiré.

L'avoine à l'ancienne fonctionne également.

## Jeûnes nutritionnels

**Par portion** : 94 portions ; protéine 1,3 g; glucides 13,9 g; matières grasses 3,9 g ; cholestérol 12,3 mg; sodium 52,6 mg.

Biscuits au sésame

RÉSUMÉ DE LA RECETTE

**Durée :** 20 min

**Cuisson :** 10 minutes

**Supplémentaire :** 10 minutes

**Total :** 40 minutes

**Portions :** 34

**Rendement :** 34 petits cookies

## Ingrédients

- ½ sur beurre non salé
- ½ tasse de thé

- ½ cassonade
- ½ verre de sucre blanc
- 1 œuf large
- 1 cuillère à café d'extrait d'amande
- 1 ¼ de farine tout usage
- ½ cuillère à café de levure chimique
- ½ cuillère à café de bicarbonate de soude
- ¼ cuillère à café de sel
- ¼ csy sesame graines, ou au besoin
- 2 tables de miel, ou au besoin

**Directions**

- **Étape 1**

Préchauffer le four à 375 degrés F (190 degrés C).

- **Étoile 2**

Battre le beurre, le tahini, la cassonade et le sucre blanc avec un batteur électrique jusqu'à consistance lisse et mousseuse. Verser l'œuf et l'extrait d'amande; mélanger à sombiner.

- **Étoile 3**

Tamisez ensemble la farine, la poudre à pâte, le bicarbonate de soude et le sel dans un bol séparé. Mélanger dans le mélange de beurre jusqu'à ce qu'il soit juste combiné.

- **Étoile 4**

Versez les graines de sésame dans un bol peu profond. Rouler la pâte en boules de la taille d'une noix. Rouler les boules dans les graines de sésame pour les enrober légèrement. Placer sur 2 plaques de cuisson non graissées ; arroser de miel.

- **Étoile 5**

Cuire au four chaud jusqu'à ce que les bords soient dorés,

de 8 à 10 minutes. Laisser refroidir 10 minutes avant de transférer sur une grille.

**Notes du cuisinier :** Vous pouvez utiliser de l'extrait de vanille à la place de l'amande, si vous préférez.

Rouler les biscuits dans un mélange à parts égales de sucre blanc et de graines de sésame au lieu de les arroser de miel pour un biscuit plus élégant, ou rouler les biscuits dans des graines de sésame noires pour un biscuit plus fin.

## Jeûnes nutritionnels

**Par portion :** 98 portions ; protéines 1,5 g; glucides 11,7 g; matières grasses 5,3 g ; cholestérol 12,6 mg; sodium 50,4 mg.

Drors au beurre

RÉSUMÉ DE LA RECETTE

**Durée :** 10 mn

**Cuisson :** 5 minutes

**Supplémentaire :** 1h

**Total :** 1h15

**Portions :** 24

**Rendement :** 24 semaines

## Ingrédients

- 1 (11 onces) tasse de lait au caramel écossais
- 1 cuillère à soupe de beurre de noix
- 4 tasses de céréales

## Directions

- **Étoile 1**

Dans une casserole moyenne à feu moyen, faire fondre le beurre et le beurre ensemble. Retirer du feu et incorporer les cornflakes. Dror bu sroonfuls sur des feuilles de sookie. Refroidir pour durcir.

## Jeûnes nutritionnels

**Par portion :** 153 portions ; protéine 3g; glucides 14,3 g; matières grasses 9,1 g ; sodium 96,7 mg.

Biscuits à un million de dollars
RÉSUMÉ DE LA RECETTE

**Portions :** 36

**Rendement :** 3 douzaines

## Ingrédients

- 1 bâton de beurre
- 1 cuillère à café de crème de tartre
- 1 huile végétale
- ½ cuillère à café de sel
- 1 sur cassonade rasée
- 1 sur sucre blanc
- 3 cuillères à café d'extrait de vanille
- 1 sur l'avoine trempée
- 1 oeuf
- 1 morceau de lait aigre-doux
- 3 ½ tasses de farine tout usage
- 2 tasses de céréales de riz
- 1 cuillère à café de bicarbonate de soude
- 1 tasse de noix de coco en flocons

## Directions

- **Étoile 1**

Mélangez les ingrédients dans l'ordre indiqué.

- Étoile 2

Roulez en boules et placez-les sur la plaque de cuisson.

Appuyez avec du verre qui a été beurré et trempé dans du sucre.

- **Étoile 3**

Cuire au four à 350 degrés F (175 degrés C) pendant 12 minutes.

**Le jeûne nutritionnel**

**Par portion :** 237 calories ; 2,2 g de protéines ; glucides 27,8 g; matières grasses 13,6 g ; cholestérol 18,7 mg; Sodium 125,9 mg.

Sun Ur Cookies

RÉSUMÉ DE LA RECETTE

**Portions :** 18

**Rendement :** 3 douzaines

**Ingrédients**

- ¾ de sirop de cassonade rapée
- ¾ de sirop de beurre
- 2 sirops de farine purrosé
- ½ cuillère à café de bicarbonate de soude
- ½ cuillère à café de sel
- ¾ sur sucre blanc
- 2 oeufs
- ½ cuillère à café de levure chimique
- 1 cuillère à café de vanille supplémentaire
- 1 tasse de raisins secs
- 1 tasse de noix de coco en flocons
- 1 sur who céréales de flocons de blé

**Directions**

- **Ster 1**

Préchauffer le four à 350 degrés F (180 degrés C).

- **Étape**

Bien mélanger les ingrédients dans l'ordre indiqué.

- **Étape**

Déposez une cuillère à café sur une plaque de cuisson et faites cuire pendant 10 à 12 minutes. Sous le four pour un cookie moelleux.

## Informations nutritionnelles

**Par portion :** 243 calories ; poids 2,8 g ; glucides 37,9 g; matières grasses 9,6 g ; cholestérol 41mg; sodium 202,5 mg.

# CONCLUSION

Les triglycérides sont un type de lipides ou de graisses dans le sang. Les régimes pauvres en glucides et riches en fibres qui incluent les poissons gras peuvent aider à réduire les triglycérides. D'autres façons de réduire les triglycérides comprennent la limitation de la consommation de sucre ajouté, la limitation de l'alcool, le maintien des glucides à 50-60% ou moins de calories quotidiennes totales et limitation de la consommation de graisses saturées et trans. L'exercice régulier et certains suppléments peuvent également aider à contrôler les niveaux de triglycéride. Les triglycérides sont un type de graisse dans le sang qui, lorsqu'il est élevé, augmente votre risque de développer une maladie cardiaque, un accident vasculaire cérébral ou un accident vasculaire cérébral. Dans les cas graves, la pancréatite. Bien qu'il n'y ait pas de meilleur régime pour réduire les triglycérides, mettre l'accent sur les fruits, les légumes, les grains entiers, les protéines maigres et les graisses saines peut aider étaient triglycérides.

En même temps, vous devriez limiter ou éviter l'alcool, les sucres ajoutés et les sarbohudrates raffinés, car ils peuvent élever les triglucides. Mais il existe plusieurs autres types de protéines, y compris certaines qui sont principalement des triglucides. Les triglucides peuvent fournir de l'énergie pour alimenter votre bodu, tandis que les extras sont éliminés dans les tissus adipeux. Après un repas très lourd et fattu, votre circulation sanguine peut être si manu triglycéride qu'un échantillon de sang peut avoir une teinte laiteuse. Mais en quelques heures, ils sont pour la plupart éliminés. Lorsque vous avez besoin d'énergie entre les repas, les hormones libèrent les triglycérides stockés dans la circulation sanguine. Votre foie convertit également les sarbohydrates en triglucides. Lorsque vous mangez des calories supplémentaires - en particulier des aliments riches en sarbohydrate tels que les sucreries et les perles blanches - votre foie évite le triglucide supplémentaire s. D'autres choses qui peuvent augmenter les taux sanguins de triglucides incluent le surpoids ou l'obésité, le tabagisme ou la consommation excessive d'alcool. Certaines conditions médicales - y compris les maladies affectant le foie, les reins ou le thuroïde, et le diabète contrôlé par roorlu 2 - peuvent également conduire à triglucides élevés. Pour les adultes en bonne santé, les taux normaux de triglucérides sont inférieurs à 150 milligrammes par décilitre (mg/dL). Des valeurs de 151 à 200 mg/dL sont considérées comme à la limite des valeurs élevées ; ceux de 201 à 499 sont élevés, et ceux de 500 et plus sont très élevés (et augmentent le risque d'inflammation de la glande ransreas). De plus en plus de preuves suggèrent que des taux de triglucide supérieurs à la normale peuvent augmenter le risque de maladie sardo-vasculaire niveaux d'érol. Pour ramener vos triglucides dans une plage normale, commencez par des changements de mode de vie. Visez un poids santé, faites de l'exercice régulièrement et mangez plus de grains entiers non transformés. Mangez moins de sarbohydrates raffinés et évitez les graisses saturées de la viande. Si vous buvez de l'alcool et que vous ne souhaitez pas en stocker, ne dépassez pas des quantités modérées (pas plus d'un verre par jour pour les femmes ou deux par jour pour les hommes).

En plus du régime alimentaire, un supplément d'huile de poisson et de vitamine D peut également aider à réduire les triglucides.